DE LA MORT SUBITE

PENDANT LA CRISE HYSTÉRIQUE

PAR

HUMBERT MOLLIÈRE

Médecin des hôpitaux,
Membre de la Société nationale de médecine et de la Société des Sciences médicales,
Ancien chef de clinique à l'École de médecine,
Lauréat de la Faculté de médecine de Montpellier.
Correspondant de l'Académie royale de médecine de Palerme.

Mémoire lu à la Société des Sciences médicales de Lyon

BALE, LYON, GENÈVE
HENRI GEORG, LIBRAIRE-ÉDITEUR
65, rue de la République, 65.

1884

DE LA MORT SUBITE

PENDANT LA CRISE HYSTÉRIQUE

PAR

HUMBERT MOLLIÈRE

Médecin des hôpitaux,
Membre de la Société nationale de médecine et de la Société des Sciences médicales,
Ancien chef de clinique à l'École de médecine,
Lauréat de la Faculté de médecine de Montpellier,
Correspondant de l'Académie royale de médecine de Palerme.

Mémoire lu à la Société des Sciences médicales de Lyon

BALE, LYON, GENÈVE
HENRI GEORG, LIBRAIRE-ÉDITEUR
65, rue de la République, 65.

1884

DE LA MORT SUBITE

PENDANT LA CRISE HYSTÉRIQUE

La mort peut-elle survenir brusquement pendant une attaque d'hystérie, comme cela a été signalé parfois dans l'épilepsie ? C'est là une question à laquelle les auteurs sont loin de répondre d'une manière satisfaisante, bien qu'elle soit aussi intéressante pour le clinicien que pour le médecin légiste.

Et pourtant les faits de ce genre rentrent dans cette catégorie de cas douteux qui, par les circonstances dans lesquelles ils se sont produits, nécessitent parfois une enquête, ou tout au moins imposent certaines précautions relatives à la certitude des signes de la mort. Dès le début nous pouvons dire que leur extrême rareté est la cause unique de ce silence, ainsi que vont le prouver les quelques recherches bibliographiques que nous avons faites à ce sujet.

Le plus grand nombre des auteurs anciens s'accordent à regarder l'hystérie comme plus effrayante que dangereuse. Lazare Rivière dit positivement qu'elle n'est pas mortelle : *Raro hic affectus interficit ægrotantes.* L'auteur lyonnais auquel nous empruntons cette citation mentionne également Sennert comme exprimant la même pensée en termes différents : *Malum quidem plerumque fœminis lætale non est, ipsis tamen et domesticis valde molestum et terroris plenum est.* — *Vera hysterica passio,* dit Frédéric Hoffmann, *ut valde dira et terribilis videatur, in se non adeo periculosa est.*

Mauriceau et Astruc sont du même avis. Quant à Louyer Villermay (1), qui s'est efforcé de préciser avec rigueur les données sur lesquelles doit reposer le pronostic de cette affection, il est obligé de reconnaître son peu de danger dans la majorité des cas, et ne cite qu'un fait dans lequel elle fut mortelle. Dugès, Boivin et Colombat ne portent de pronostic fâcheux que dans le cas de complications assez rares, à ce qu'ils croient.

Si donc, la plupart des auteurs admettent le peu de gravité de l'hystérie dans l'immense majorité des cas, ils n'en admettent pas moins que les malades puissent succomber quelquefois au milieu d'un accès. « *Aliquando tamen,* dit Sennert, *superveniente syncope, aut gravibus convulsionibus, aut calore nativo extincto, ægræ è vitâ tolluntur.* »

Pourtant, ils ne sont pas toujours d'accord sur le mécanisme de cette terminaison qu'ils attribuent soit à l'asphyxie, soit à la syncope, soit à l'apoplexie, quelquefois même à toutes ces causes réunies. Au surplus, il y a lieu de tenir compte, pour prononcer un jugement, de l'état antérieur des malades, de leur âge, de l'époque depuis laquelle a débuté la maladie. Il est presque superflu d'ajouter que plus les crises sont violentes et leur début remonte à une époque plus ancienne, plus aussi elles présenteront de danger pour l'existence.

Plus près de nous, les auteurs qui, comme Landouzy et

(1) Brachet. *Traité de l'hystérie.* Paris et Lyon, 1847, pages 402, 403 et suiv.

Brachet, ont composé des Traités didactiques sur l'hystérie, ne sont guère plus explicites. Tout en admettant la possibilité d'un dénouement fatal pendant ou à la suite de crises violentes, ils ne paraissent se baser que sur l'opinion des anciens ou des observations sommaires et de seconde main.

Seul Brachet (page 156 de son livre) rapporte un fait personnel dont nous croyons devoir rapporter ici les principaux détails, afin d'en mieux prouver le peu de valeur, d'autant plus que son livre est demeuré classique et qu'à certains égards il mérite d'être consulté.

Il s'agit d'une dame de 26 ans, d'une constitution très-nerveuse, quoique jouissant d'une bonne santé. Elle était enceinte pour la troisième fois et n'avait eu pendant sa grossesse que de légères indispositions. Pourtant elle approchait du terme avec une certaine anxiété. Le 25 mai 1828, le travail de l'accouchement commença. Les douleurs devinrent très-vives et chacune d'elles provoqua des spasmes violents. L'un d'eux revêtit tout à coup la forme et le caractère d'une crise hystérique des mieux caractérisées avec perte complète de connaissance. Elle dura une demi-heure et la malade se trouva bien, à part un violent mal de tête. Un quart d'heure après, une contraction utérine provoqua une seconde crise plus forte que la première. Les secousses nerveuses étaient violentes et nécessitaient l'assistance de plusieurs personnes pour maintenir la malade : le spasme convulsif de la gorge et le mouvement de déglutition étaient continuels, la face était fortement injectée. Les yeux étaient rouges et roulaient dans leurs orbites ; la malade paraissait insensible. Deux saignées furent pratiquées successivement et n'amenèrent qu'une amélioration passagère. L'enfant dut être amené avec le forceps. Les crises reparurent alors. La malade ne reprit ni connaissance ni sensibilité et succomba dans un état de coma stertoreux.

Même en l'absence de l'autopsie, qui ne put être pratiquée, qui ne reconnaîtrait là le tableau clinique le plus complet de l'éclampsie puerpérale urémique survenant chez une femme depuis longtemps hystérique et empruntant dans ses manifestations, comme cela a lieu le plus ordinairement, certains des caractères particuliers à cette névrose. Une telle méprise ne doit pas nous étonner, si l'on se reporte à la date à laquelle l'observation a été recueillie. L'étude des maladies des reins était à ses débuts, les ouvrages de Bright, de Martin Solon et de Rayer n'avaient pas encore paru et l'on ignorait entièrement les phénomènes nerveux de l'urémie.

Aujourd'hui des difficultés d'un autre genre peuvent également induire en erreur dans l'interprétation de quelques faits. Il est certaines affections de l'encéphale et du bulbe (telles que tumeurs ou plaques de sclérose) qui se développent parfois chez des malades atteintes d'hystérie depuis plusieurs années et qui donnent naissance à des accidents nerveux rapidement funestes. Un examen anatomique très-minutieux de la localisation morbide peut seul, en pareil cas, révéler la cause véritable de la mort et mettre hors de question l'influence de la névrose.

Il y a quelques années, lorsque je remplissais à l'Hôtel-Dieu les fonctions de chef de clinique, nous reçûmes, à la salle Saint-Roch, une jeune femme du demi-monde très-manifestement névropathique, et de plus atteinte de paralysie incomplète des membres inférieurs. Le diagnostic de paraplégie hystérique fut bientôt porté presque sans restriction, et la malade soumise à un traitement approprié. Un matin, à la suite d'une simple observation du chef de service, elle eut une série de crises de nerfs des plus violentes, puis tomba tout à coup dans le coma, et succomba dans la soirée. L'autopsie pratiquée par notre excellent ami et collègue Cordier, alors interne du service, révéla l'intégrité absolue des principaux viscères. Mais, sur la protubérance annulaire et le bulbe, on constata l'existence de plusieurs plaques jaunes, irrégulières, assez dures à la coupe et comprenant en certains points presque toute l'épaisseur des faisceaux nerveux. La plus considérable était située juste sur la partie moyenne du pont de Varole et pénétrait assez profondément dans l'intérieur de l'organe. Nul doute qu'à la suite d'une simple émotion, une congestion même légère autour de pareils néoplasmes, n'ait amené la compression de certaines régions indispensables à la vie (nœud vital, origine des pneumo-gastriques, etc.) et cette mort si rapide qui nous avait tant surpris.

Plus près de nous, les auteurs classiques admettent bien la possibilité d'un dénouement fatal pendant la crise hystérique, mais cela à titre d'exception confirmant cette règle presque classique, que le pronostic en est toujours bénin : telle est au moins l'opinion de Grisolle, qui n'a, du reste, observé directement aucun fait analogue à ceux sur lesquels nous discutons.

Suivant Jaccoud, qui, dans sa Pathologie spéciale, a résumé d'une manière très-complète les principaux traits de l'histoire de l'hystérie, « si, dans la majorité des cas cette névrose ne menace pas la vie, il n'en est pas moins vrai qu'elle peut tuer de deux manières : par une mort subite que les autopsies jusqu'ici n'expliquent pas, et par des congestions ou des hémorrhagies cérébrales causées par les attaques violentes et prolongées. Dans un cas (qu'il a observé), la cause de la mort était une hémorrhagie méningée sous-arachnoïdienne qui occupait toute la base de l'encéphale » (1). Il est très-rare, d'après Rosenthal, que l'hystérie mette la vie en danger. La mort peut cependant survenir par suffocation pendant les accès de spasmes de la glotte, par hémorrhagie cérébrale et par syncope (2).

Notre savant ami le professeur Grasset (de Montpellier), dans son livre aujourd'hui devenu classique, s'exprime à peu près de même et sans plus de détails. « Il faut bien savoir, dit-il, que l'hystérie peut, quoique rarement, se terminer par la mort. On trouvera dans les auteurs un certain nombre de faits, d'abord de malades mortes dans l'attaque par suffocation ou de mort subite ; ensuite de malades ayant succombé au marasme progressif et aux suites d'une hystérie chonique prolongée. Nous avons vu, ajoute-t-il, à l'hôpital Saint-Éloi une hystéro-épileptique succomber dans l'état de mal sans que l'autopsie ait rien révélé ; nous en avons vu une autre mourir subitement, mais elle présentait une sclérose cérébrale étendue » (3).

Comme la plupart de ces assertions reposent sur quelques observations éparses dans les auteurs et que Briquet (4) a pris soin dans son livre de les reproduire dans tous leurs détails, nous nous sommes reportés à ce document, afin de chercher à notre tour ce qu'elles pourraient nous apprendre.

Nous dirons tout de suite que de leur dépouillement l'auteur se croit en droit de conclure que, dans la crise hystéri-

(1) *Traité de pathologie interne.* Paris, 1869, t. II, p. 414.

(2) *Maladies du système nerveux*, trad. française. Paris, 1878.

(3) J. Grasset. *Traité pratique des maladies du système nerveux*, 2e édition revue et considérablement augmentée. Montpellier et Paris, 1881, p. 959.

(4) Briquet. *Traité clinique et thérapeutique de l'hystérie.* Paris, 1859, page 536 et suivantes.

que, la mort subite doit être attribuée à trois causes principales : l'asphyxie, la congestion cérébrale, l'épuisement nerveux (ce que nous appelons aujourd'hui névrolysie). Il est inutile de dire que les deux premières dépendent en quelque sorte l'une de l'autre. Il est bien évident qu'un obstacle à l'entrée de l'air dans la trachée, comme cela a lieu dans cette forme d'asphyxie, détermine une exagération de la tension vasculaire intra-crânienne, et ces ruptures dont MM. Grasset et Jaccoud viennent de nous parler.

Quant à la dernière, elle n'est pas sans analogie avec ces arrêts brusques des phénomènes de la vie que l'on observe quelquefois à la suite des grands traumatismes, ou de l'excitation énergique de certains organes (cautérisation de l'isthme du gosier, compression des testicules, etc.).

Comme les observations de Briquet se rapportent à des époques fort diverses, nous avons cru nécessaire d'en discuter ici la valeur ; d'autant plus que quelques-unes d'entre elles sont aujourd'hui passibles d'une tout autre interprétation, ce qui, bien entendu, va diminuer encore leur nombre. C'est assez dire combien les faits du même genre que celui pour lequel nous avons entrepris ces recherches sont exceptionnels ; c'est dire également qu'après une semblable épreuve les faits qui nous restent n'en ont que plus de valeur, et que désormais on doit considérer la mort subite dans l'hystérie comme un accident plus rare encore qu'on ne l'avait admis jusqu'à présent, quoique parfaitement démontré.

Passons donc à cet examen.

La première observation par ordre de date est celle de Regnier de Graaf. Elle se trouve consignée, on ne sait trop pourquoi, dans son livre sur le pancréas. Il s'agit d'une femme morte pendant un accès avec autopsie négative.

Puis vient celle d'Helwig rapportée par Morgagni (*Epistolæ*, t. V, n° 20). La malade était atteinte depuis longtemps de crises hystériques et finalement de nymphomanie. A un moment donné elle fut prise de spasmes horribles avec constriction de la gorge et dyspnée, à la suite desquels elle succomba. L'autopsie fut entièrement négative, car nous n'attachons pas d'importance à l'existence de petits kystes à la surface des ovaires.

La troisième, également rapportée par Morgagni (*Ibidem*, t. V, n° 23), et qui lui est personnelle, est celle d'une courtisane vénitienne qui fut prise brusquement de spasmes avec strangulation et suffocation, et qui succomba en deux heures sans avoir eu de mouvements convulsifs ni présenté d'écume à la bouche. A l'autopsie on constata le développement exagéré du tissu adipeux. Les poumons étaient *condensés*, les ovaires *tuméfiés* (sic).

En 1808, Rullier rapporta dans sa thèse inaugurale l'histoire détaillée d'une jeune fille atteinte depuis quelque temps de spasmes et de convulsions qui devinrent graduellement de plus en plus fréquentes et au milieu desquelles elle succomba un jour brusquement. Pendant les dernières heures, elle accusait une dyspnée extrême avec sensation d'un collier qu'elle ne pouvait arracher. Comme les précédentes, elle mourut par suffocation. L'autopsie, faite très-minutieusement (1), permit de constater une congestion

(1) Quoique son nom n'ait pas passé à la postérité, Rullier, élève de Bichat et de Corvisart, fut un médecin distingué. Outre la thèse inaugurale que nous venons de citer, il publia dans le journal de Physiologie de Magendie, t. III, p. 173, une observation assez singulière sur les fonctions des méninges, que l'illustre professeur du Collège de France jugea digne d'accompagner de quelques notes.

assez intense des sinus crâniens, ainsi qu'une augmentation de volume du nerf trisplanchnique.

L'observation que Piorry a publiée quelques années plus tard dans la *Gazette des hôpitaux* (t. VIII, p. 261) mérite de nous arrêter un instant. Une jeune femme se présente dans son service atteinte de névralgie intercostale avec des accès de fièvre intermittente très-bien caractérisés et qui résistent à l'administration du sulfate de quinine. Tout à coup elle fut prise d'un accès de suffocation ascendante avec pandiculation et perte incomplète de connaissance. L'accès dura cinq minutes et ne fut suivi que d'un peu de courbature. Mais il reparut le lendemain à la même heure et tua la malade. A l'autopsie on trouva la rate très-volumineuse et les ovaires tuméfiés comme à l'époque menstruelle.

Nous ne croyons pas que l'hystérie ait joué ici le rôle principal. Il s'agit très-probablement d'une forme de perniciosité dans laquelle l'accès fébrile a emprunté à la névrose ses principaux caractères au point de donner le change à un observateur consommé. Et ce qui nous confirme dans une semblable manière de voir, c'est que Guido Baccelli, le savant professeur de Rome, parle également d'une jeune personne qu'il avait été assez heureux pour guérir d'accès pernicieux formidables et qui succomba immédiatement après au milieu d'une crise hystérique (1). Une pareille coïncidence mérite tout au moins d'être mentionnée.

La dernière de ces observations est personnelle à l'auteur. Le 20 mars 1850, il recevait dans son service, à l'hôpital de la Charité, une jeune fille de 15 ans, pâle, anémique, non encore menstruée. Elle avait eu des attaques d'hystérie et

(1) *Leçons cliniques sur la perniciosité*, par Guido Baccelli, traduites par Louis Jullien. Paris-Lyon, 1871, p. 47.

offrait, à son entrée, la réunion des phénomènes qui caractérisent l'hystérie et de ceux qu'on observe dans une fièvre typhoïde de moyenne intensité. A différentes reprises, elle eut quelques crampes avec contractures légères dans les extrémités. Dans la nuit du 7 au 8 avril, elle fut prise inopinément d'une série d'attaques de convulsions d'apparence épileptiforme auxquelles elle succomba vers le milieu de la nuit. A l'autopsie, on trouva une congestion des méninges et des sinus de la dure-mère, qui contenaient même des caillots. A la convexité du cerveau, on trouva également un peu de ramollissement et d'injection de la substance cérébrale.

Dans l'intestin, les plaques de Peyer sont injectées ; l'une d'entre elles, tout près de la valvule iléo-cœcale, est tuméfiée. Il s'agit très-probablement d'un processus réparateur en train de s'effectuer, autant qu'on peut en juger par les détails fort sommaires qui nous sont fournis.

Rien de particulier du côté des organes génitaux internes.

Cette observation, tout aussi bien que la précédente, ne saurait rentrer dans notre cadre. Qui ne reconnaîtrait là un de ces cas de mort subite que l'on observe quelquefois vers la fin et même pendant la convalescence de la fièvre typhoïde et sur lesquels M. Dieulafoy a publié, il y a quelques années, une étude des plus intéressantes (1) ?

D'après notre savant ami, cette mort aurait pour cause un arrêt subit, une sorte de sidération des centres nerveux, consécutive à leur excitation par voie centripète comme dans les expériences de Rosenthal, et cette excitation partirait de

(1) G. Dieulafoy. *De la mort subite dans la convalescence de la fièvre typhoïde.* Paris, 1869. Voir surtout, page 61, les réflexions sur l'influence des prédispositions névropathiques, sur la production de cet accident.

l'intestin malade pour gagner le bulbe en suivant la voie du grand sympathique.

Les accidents de ce genre ont lieu de préférence chez les sujets ayant des antécédents de nervosisme héréditaire ou acquis. Quoi de surprenant de voir survenir une complication de ce genre chez une jeune personne depuis longtemps hystérique !

Enfin, et pour clore la série des faits recueillis dans les auteurs, M. Charcot, dans le premier volume de ses Leçons cliniques sur les maladies du système nerveux, après avoir étudié avec grands détails les signes différentiels de l'hystérie vraie d'avec l'hystéro-épilepsie, assigne à cette dernière un pronostic beaucoup plus grave, bien qu'il cite un certain nombre d'observations dans lesquelles l'état général n'inspira jamais d'inquiétude. Cependant il n'est pas sans exemple, ajoute-t-il, que l'hystérie se soit terminée par la mort pendant la phase convulsive. Comme nous venons de le voir plus haut, ce sont presque toujours des crises dyspnéiques qui conduisent à ce résultat ; toutefois, les attaques convulsives peuvent également en être cause ; alors la température s'élève graduellement pour atteindre parfois, suivant la gravité des cas, des chiffres énormes, 42° et même 43° ! et la malade succombe dans le collapsus après une série de crises violentes de plus en plus rapprochées. L'autopsie ne révèle, d'ailleurs, que de la congestion du cerveau et des principaux viscères. MM. Bourneville (1) et Wunderlich (2) ont publié des cas de ce genre. Il s'agissait, bien entendu, d'attaques d'hystéro-épilepsie.

(1) Bourneville. *Etudes cliniques et thermométriques sur les maladies du système nerveux*, page 285, et Leçons de M. Charcot, t. I, p. 331.

(2) Wunderlich. *Archiv der Heilkunde*, tome V, p. 210.

Voici maintenant l'observation qui nous est personnelle : Au printemps de l'année dernière, je recevais dans mon service, à l'hôpital de la Croix-Rousse, salle Sainte-Blandine, n° 5, une femme de 59 ans, assez bien constituée et présentant les symptômes d'un embarras gastrique ordinaire (anorexie, langue sale, etc.). Dans ses antécédents, on ne trouve aucune manifestation de nervosisme : elle a eu trois accouchements normaux, et la ménopause est survenue, il y a douze ans, très-normalement et sans aucun accident. Cependant, depuis trois ans, elle est atteinte de crises s'accompagnant de la sensation classique de boule hystérique, avec éructations, cris, agitation et perte de connaissance : en même temps, la malade éprouvait de la perte d'appétit, du ballonnement après les repas, des bouffées congestives vers la face. Au début, les crises étaient rares : depuis quatre mois, sans cause appréciable, elles sont devenues plus fréquentes ; mais elles sont le plus souvent incomplètes et ne se traduisent que par des éructations qui se prolongent pendant dix minutes ou un quart d'heure environ. Dans ce cas, la malade conserve toute sa connaissance, et bientôt tout rentre dans l'ordre, à moins que les mouvements convulsifs et la perte de connaissance ne surviennent. La pression sur la région ovarienne gauche détermine infailliblement l'éructation et la sensation de boule : c'est là un résultat qui ne nous a jamais fait défaut, ni à moi ni à mon interne M. Héron, qui a recueilli avec la plus grande attention tous les détails de cette observation.

Dès le lendemain de son entrée, la malade a une crise dont le début a passé inaperçu ; mais à la visite, on la trouve dans l'état suivant : la face est pâle, les pupilles sont égales, médiocrement dilatées, réagissant faiblement sous l'influence de la lumière. La respiration est lente, le pouls suspendu, l'insensibilité absolue. Sous l'influence d'exctitations extérieures violentes, la malade revient à elle au bout de quelques minutes ; elle ne se rappelle plus ce qui s'est passé pendant la crise ; elle a un peu de fatigue, mais l'intelligence est intacte ; elle répond très-bien aux questions qu'on lui adresse. Le pouls est fort, mais très-ralenti (40 à la minute). Pendant l'accès, on n'a pas observé d'écume à la bouche, pas de morsure de la langue. Après un séjour de quinze jours à l'hôpital, pendant lequel on institua un traitement approprié (douches froides et bromure), la malade vit ses crises diminuer de fréquence et d'intensité : il n'y avait que les éructations qui paraissaient de temps en temps, et que l'on pouvait provoquer à volonté ou faire cesser lorsqu'elles se produisaient spontanément par la compression de l'ovaire. L'état général est bon. Cependant la moindre compression de l'ovaire détermine immanquablement l'éructation, voire même une crise complète ; aussi ne la pratique-t-on plus que pour arrêter les convulsions spontanées.

Une particularité singulière que présentait cette malade, et que nous avons cru devoir mentionner ici, consistait dans l'extrême fétidité des éructations, surtout au moment des crises ; c'est là un phénomène intéressant déjà signalé par les anciens (1) ; et à coup sûr, dans le cas présent, il ne doit pas

(1) Ainsi, dans l'épidémie d'hystérie observée au XVIe siècle au comté de la Marck, près Hammone, et décrite par Jean de Wier, lorsque les malades « estoyent en accès et un peu devant, elles poussoyent de leur bouche une puante haleine ; et cette haleine leur venait une fois le jour, quelquefois plus souvent et quelquefois elle continuait plusieurs heures ». (*Histoire, disputes et discours des illusions et impostures des diables, des magiciens infâmes, etc.*, par Jean Wier, médecin du duc de Clèves. Livre IV, ch. XI, page 389. — Pour Jacques Chouet, 1579.)

être mis uniquement sur le compte de la médication bromurée à laquelle la malade fut soumise dès son entrée.

Le 17 mai, au moment où nous quittons la salle, la malade a une crise violente : elle pousse des cris, se lève sur son séant, bat l'air de ses mains et retombe inanimée sur son lit. Elle présente une pâleur mortelle ; ses membres supérieurs sont contracturés ; le pouls et la respiration sont suspendus. A ce moment, je l'ausculte et n'entends plus les bruits du cœur. Cependant la flagellation de la face, l'introduction d'un morceau de papier roulé dans les fosses nasales que l'on excite profondément, et la respiration artificielle pratiquée pendant dix minutes, ramènent la malade à la vie. Mais elle est très-affaissée, le pouls est à 40 ; aussi recommande-t-on une surveillance très-active auprès d'elle.

Deux heures après, nouvelle crise analogue à la précédente, mais moins violente, et de courte durée ; la malade revient rapidement à elle, s'assied sur son lit et dit se trouver bien. Le lendemain, la malade a eu quatre crises semblables.—Chose singulière, en dehors de ses crises, sauf un peu de courbature pendant les heures qui suivaient, cette femme paraissait être à peu près dans son état normal, sans fièvre ni augmentation de température à aucun moment.

Le surlendemain, deux nouvelles crises le matin avec cris et agitation ; elles se dissipent rapidement. A deux heures de l'après-midi, nouvel accès sur lequel on n'a pas de renseignements ; la malade tombe de son lit, et lorsqu'on vient la relever, elle ne donnait plus signe de vie.

L'autopsie, pratiquée 24 heures après la mort, a donné des résultats absolument négatifs. Elle a été faite par un temps frais et il n'y avait pas trace de décomposition putride.

Le cerveau est parfaitement conservé, n'est point congestionné et ne présente aucune altération, ni à la périphérie, ni à l'intérieur. Les coupes dites de Pitres, pratiquées par moi avec le plus grand soin, ne révèlent l'existence d'aucun foyer morbide ni d'aucune tumeur. Il n'y a pas d'écoulement exagéré de sérosité, comme cela a lieu lors des obstructions vasculaires. Rien au bulbe. Les poumons et le cœur sont absolument sains. Les fibres musculaires de ce dernier organe sont rouges comme à l'état normal, sans dégénérescence graisseuse ni atrophie. Il en est de même du foie, de l'estomac et des reins, qu'on a examinés d'autant plus soigneusement qu'on avait négligé l'analyse chimique des urines, la malade n'ayant eu ni œdème ni autres symptômes pouvant faire soupçonner une altération de ces organes.

Les ovaires sont atrophiés, comme cela a lieu chez les femmes de cet âge; ils ne présentent à la coupe ni tumeur ni lésion d'aucune sorte. L'utérus est petit et normal.

Enfin, les artères ne présentent pas trace d'athérome.

Seule la moelle épinière n'a pu être examinée. Mais ce qui nous console de cette lacune dans notre observation, c'est qu'on avait noté l'intégrité absolue de la sensibilité et de la motilité des membres inférieurs. La malade se levait tous les jours, se promenait à travers la salle et allait elle-même, à pied, prendre sa douche à une distance assez considérable, à l'autre extrémité de l'hôpital.

Pour éviter toute objection que pourrait soulever la lacune que nous venons de signaler, nous avons avec notre ami M. Leclerc, interne des hôpitaux, recherché dans la littérature médicale s'il existait quelque observation dans laquelle une lésion de la moelle avait donné lieu à des phénomènes hystériformes, ayant amené la mort subite, et nous n'en avons pas trouvé. Les ouvrages de Charcot, Grasset, Leyden, sont absolument muets à ce sujet, ainsi que les grands recueils d'observations de Jaccoud, Hayem et Vulpian (1).

Dans son récent *Traité des maladies de la moelle*, Birom Bramwelt admet qu'une grande hémorrhagie à la partie supérieure du canal rachidien peut amener la mort immédiate. Les symptômes sont ceux d'une extrême excitation de l'organe, crampes, secousses, spasmes; mais ils sont accompagnés de troubles profonds de la sensibilité et du mouvement, de douleurs le long de la colonne vertébrale, de douleurs lancinantes dans le tronc et les membres. Enfin les malades ne revinrent jamais à leur état normal pour représenter ensuite la même série d'accidents comme dans notre observation. Dans les tumeurs extra-médullaires, on peut avoir également au début des phénomènes d'irritation, puis au bout d'un certain temps une hémorrhagie à la partie supérieure du canal rachidien amenant plus ou moins rapidement la mort. Mais là encore, une fois survenus, les accidents graves ne sauraient disparaître entièrement. Comme nous venons de le dire, c'est toujours au niveau du bulbe que se produit l'hémorrhagie, et dans notre autopsie nous avons constaté la complète intégrité de cet organe.

De l'exposé critique de ces observations, nous sommes en droit de tirer quelques conclusions intéressantes pour la clinique. Et d'abord, dans ces diverses autopsies de mort subite, de même que dans les cas où les malades avaient succombé lentement ou à la suite de complications variées, on n'a jamais trouvé de lésions qu'on pût considérer comme caractéristiques de l'hystérie. On peut donc affirmer aujourd'hui que si cette affection dépend d'une lésion quelconque

(1) Jaccoud. *Les paraplégies et l'ataxie du mouvement*. Paris, 1864, p. 441. — Hayem. *Des hémorrhagies intra-rachidiennes*. Thèse d'agrégation, 1872. — Vulpian. *Maladies du système nerveux*. Paris, 1879.

des solides, cette dernière nous est encore entièrement inconnue. Jusqu'à nouvel ordre, la grande névrose restera dans la catégorie des maladies *sine materiâ* ou pour mieux dire de celles dans lesquelles l'état dynamique des éléments anatomiques paraît seul devoir être mis en cause. Nous ne saurions mieux faire à ce sujet que de citer textuellement l'opinon de M. le professeur Bouchard et de livrer aux méditations de nos lecteurs ce beau morceau de pathologie générale :

« Il est hors de doute qu'il existe des états morbides de « tout l'organisme dans lesquels l'anatomie même la plus « délicate ne peut démontrer aucune modification anormale « dans la forme, dans la structure, dans l'arrangement des « éléments anatomiques; il se peut même que la chimie « n'arrive pas à démontrer la moindre différence entre ces « éléments et ceux d'un organisme sain. Si, considérée à « l'état statique, la composition de telle cellule est normale, « il se peut qu'à l'état dynamique elle dévie notablement « du type physiologique » (1).

Mais revenons au point plus spécial qui fait l'objet de cette communication : la mort subite ou très-rapide pendant la crise hystérique.

En faisant l'historique de la question, nous avons montré combien les faits de ce genre étaient rares, et l'enquête à laquelle nous nous sommes livrés est loin de nous faire abandonner une semblable manière de voir. A la vérité, dans ces quelques observations, péniblement rassemblées dans les auteurs, bien peu offrent cette abondance dans les détails qu'on est aujourd'hui en droit d'exiger, et plusieurs

(1) Bouchard. *Maladies par ralentissement de la nutrition* Paris, 1882, page 12.

appartiennent à des époques où l'anatomie pathologique était encore à ses débuts. Cependant elles offrent toutes entre elles un certain air de parenté qui frappe au premier abord et n'avait pas non plus échappé au consciencieux auteur du *Traité de l'hystérie*. Dans toutes, à peu près sans exception, la terminaison fatale se rattachait à des phénomènes asphyxiques plus ou moins rapides, mais toujours parfaitement reconnaissables dans les détails de l'observation. D'autre part, en ajoutant à ces faits déjà anciens celui qui nous est personnel et que nous avons relaté dans tous ses détails, nous espérons entraîner la conviction. Au reste, l'attention étant éveillée sur ce point, des cas du même genre sur l'interprétation desquels on pouvait être indécis ne tarderont pas à être publiés. Ainsi, il y a quelque temps notre collègue dans les hôpitaux, le docteur Laure, nous a fait part d'une observation à lui personnelle absolument identique à la nôtre. Tous les organes ont été minutieusement examinés, y compris la moelle épinière, et aucune altération n'a été reconnue (1). Il y a donc lieu de ne point faire parade d'un scepticisme exagéré.

En comparant la crise hystérique à un certain ordre de convulsions de même nature, quoique liées à d'autres maladies, on ne doit pas s'étonner que les mêmes causes amènent les mêmes résultats. La mort subite par asphyxie s'observe assez fréquemment dans l'épilepsie ; elle a été également signalée dans l'hystéro-épilepsie, et les cas où on l'a vue survenir par le même mécanisme dans la laryngite striduleuse

(1) Citons encore le cas de Reynaud, *Union médicale*, mars 1881, discuté par Gowers dans son livre : *De l'épilepsie et autres maladies convulsives chroniques*, traduction par Albert Carrier. Paris, 1883, page 245.

ne sont pas absolument rares (1). Qu'y a-t-il d'étonnant que l'exagération du laryngisme, qui est la règle dans la crise hystérique, atteigne un paroxysme susceptible de s'opposer entièrement à l'entrée de l'air dans les voies respiratoires et détermine de la sorte une asphyxie définitive ?

(1) Descroizilles. *Manuel de pathologie infantile,* art. PRONOSTIC DE LA LARYNGITE STRIDULEUSE. Paris, 1883.

DU MÊME AUTEUR

Note sur deux cas de tuberculisation miliaire de la plèvre et du péritoine sans tubercules dans les poumons. (*Journal de médecine de Lyon*, 1er décembre 1867.)

Observation anatomo-pathologique et réflexions sur un cas de cirrhose avec hypermégalie du foie. (*Ibid.*, 15 juillet 1868.)

Névralgie lombo-abdominale guérie par l'extirpation d'un lipôme. (*Ibid.*, 1er décembre 1868.)

Kyste volumineux du creux poplité guéri par la cautérisation. (*Gazette des hôpitaux*, août 1869.)

Observation de tumeur péri-pelvienne. (*Ibid.*)

Thromboses et embolies osseuses. (*Lyon Médical*, 1870.)

Faits cliniques et expérimentaux pour servir à l'histoire des infarctus osseux, en collaboration avec le docteur Daniel Mollière. (*Ibid.*, 1870.)

Des thromboses et des embolies osseuses. (Montpellier, 1871, et *Archives de physiologie* de Brown-Sequard, Charcot et Vulpian. Paris, 1871, p. 121 à 125, avec planche.)

De l'embolie des artères mésentériques. (*Lyon Médical*, 1871, t. VIII.)

Masse tuberculeuse dans le lobe gauche du cervelet avec mouvements de roulis. (*Ibid.*, t. X, 1872.)

Recherches cliniques sur la nosographie du purpura hemorrhagica et des affections pétéchiales. (*Ibid.*, 1873, t. XXIX, et *Annales de dermatologie*, t. V.)

Observation de myélite syphilitique aiguë. (Même recueil, t. II, p. 311.)

Sur un cas de thrombose de l'artère pulmonaire. (*Gazette hebdomadaire de médecine et de chirurgie*. Paris, 1874.)

Du vomissement dans les maladies du cerveau (paralysie générale et tumeurs). (*Lyon Médical*, 1874, traduit in extenso dans *Osservatore medico di Palerma*, fas. II, 1874.)

Études cliniques sur la physiologie pathologique de l'ictère grave. (*Ibid.*, 1875.)

Sur quelques points du diagnostic de la sclérose des centres nerveux. (*Ibid.*, 1875.)

Sur le traitement de la fièvre typhoïde par la méthode de Brand. (*Ibid.*, 1876.)

Articles Pancréas et Paralysies du Dictionnaire de médecine et de chirurgie pratiques du docteur Jaccoud.

Observation de rupture spontanée de l'aorte thoracique (avec planche). (*Lyon Médical*, 1880.)

Relation de deux crémations humaines pratiquées au Campa-Santo de Milan. (*Ibid.*, 1880.)

Rupture spontanée du ventricule gauche, inondation péricardique (avec planche). (*Ibid.*, 1881.)

Hystérie consécutive à la morsure d'un chien (névrite du cubital, contracture permanente de l'annulaire). (*Ibid.*, 1881.)

Anévrysme de l'aorte pectorale traité par la galvanopuncture ; étude de la formation des caillots (avec planche). (*Ibid.*, 1882.)

Sur un cas de phthisie consécutive à une hémoptysie (phthisis ab hemoptoe de Morton) (avec planche). (*Ibid.*, 1882.)

Souvenirs de voyage. Les hôpitaux de Vienne et de Berlin ; les obitoires de Münich. (*Ibid.*, 1882.)

De l'élévation de la température dans la chlorose (fièvre des chlorotiques. (*Ibid.*, 1882.)

De la septicémie sans plaie extérieure. (*Ibid.*, 1883.)

www.ingramcontent.com/pod-product-compliance
Ingram Content Group UK Ltd.
Pitfield, Milton Keynes, MK11 3LW, UK
UKHW021200230726
13926UKWH00001B/216

9 782013 578677